FACULTÉ DE MÉDECINE DE BORDEAUX

TRAVAUX DE LA CLINIQUE

DES

MALADIES DU LARYNX, DES OREILLES

ET DU NEZ

Du Dʳ E. J. MOURE

Chargé du cours de Laryngologie, d'Otologie et de Rhinologie, à la Faculté de Médecine
de Bordeaux.

CONSIDÉRATIONS SUR LE TRAITEMENT

DE

LA TUBERCULOSE LARYNGÉE

PAR LE
Dʳ S. JANKELEVITCH

BORDEAUX

BOUILHOU, IMPRIMEUR

21, rue Guiraude

PARIS

OCTAVE DOIN, ÉDITEUR

place de l'Odéon, 8

1897

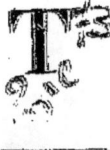

CONSIDÉRATIONS SUR LE TRAITEMENT

DE

LA TUBERCULOSE LARYNGÉE

PAR LE

Dr S. JANKELEVITCH

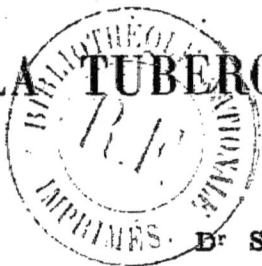

Il y a peu d'affections qui soient aussi répandues et aussi pénibles que la tuberculose laryngée. Aussi, de tout temps, les médecins se sont-ils évertués à trouver des remèdes capables sinon d'enrayer la maladie elle-même, du moins d'en atténuer les symptômes, tels que la dysphagie et la dyspnée, qui viennent aggraver l'état du malade et lui rendre la vie insupportable. Nous passerons plus tard en revue la plupart des remèdes proposés jusqu'ici, de même que plusieurs autres moyens de traitement, tant médicaux que chirurgicaux, qui ont pour but non plus de combattre tel ou tel symptôme isolé, mais d'agir sur le mal lui-même, de l'arrêter dans sa marche. Disons de suite qu'il y a peu d'affections laryngées, sauf la diphtérie, qui aient une littérature aussi chargée que la tuberculose de cet organe. Ceci est vrai surtout pour ce qui concerne le traitement.

Avec la découverte de la tuberculine, on crut avoir trouvé, enfin, le remède spécifique et ce sera peut-être, plus tard, le traitement de cette affection. Mais on sait quelle a été la destinée de cette méthode, et combien courte a été sa durée.

Dr JANKELEVITCH.

I

Après les échecs qui ont fait tant de bruit, on est retombé dans l'ancien empirisme, on se mit de nouveau à chercher des remèdes, et chaque jour en voyait apparaître de nouveaux, tous plus ou moins efficaces entre les mains de leurs auteurs, tous ayant à leur actif quelques succès plus ou moins complets.

Loin de croire que la liste en soit close à l'heure qu'il est, nous pensons, cependant, que tant que le spécifique aussi désiré ne sera pas trouvé, quel que soit le nouveau moyen préconisé, il n'ajoutera pas grand'chose à l'actif de la thérapeutique de la phtisie laryngée : il aura peut-être un peu plus ou un peu moins de succès à enregistrer, et ce sera tout.

Le temps nous semble donc venu de faire pour ainsi dire l'inventaire de l'arsenal thérapeutique de la tuberculose du larynx, de jeter un coup d'œil critique sur les différents moyens que nous possédons actuellement pour combattre cette maladie, pour éliminer les uns et poser les indications aussi précises que possible des autres. Une statistique personnelle, basée sur près de 200 cas et tirée des registres de la Clinique de la Faculté de Bordeaux (service du Dr Moure), viendra à l'appui de nos déductions et permettra d'opposer notre expérience à celle de tant d'autres auteurs qui se sont occupés de cette question.

I

Sur 2,500 malades nouveaux, qui se sont présentés, du 1er novembre 1894 au 1er novembre 1896, à la clinique du Dr Moure, pour affections des voies respiratoires supérieures (arrière-gorge, pharynx et larynx), 170, c'est-à-dire près de 7 %, étaient atteints de tuberculose du larynx à des degrés variés. On peut dire, d'une façon générale, que la tuberculose du larynx fournit plus d'un tiers de toutes les laryngopathies.

Nos cas se distribuent de la façon suivante :

1° Sexe : Hommes, 130 cas. — Femmes, 40 cas.

2° Age : De 1 à 10 ans, 1 cas (8 ans 1/2.)

De 10 à 20 — 6 —

De 20 à 30 — 51 —

De 30 à 40 — 49 —

De 40 à 50 — 35 —

De 50 à 60 — 21 —

Au-dessus...... 7 — (dont 1 de 80 ans).

Nous voyons, d'après ce tableau, que la tuberculose atteint son maximum de fréquence à l'âge de 20 à 40 ans, qu'elle diminue progressivement de fréquence, sans devenir tout à fait rare, de 40 à 60 ans, et, au-dessus de 60 ans, elle est presque aussi rare qu'au-dessous de 20 ans. Nous avons eu cependant l'occasion de noter plusieurs fois, chez des malades âgés de 68, 70 et même 75 ans, de véritables tuberculoses miliaires aiguës, évoluant comme chez les adultes. Ce sont là des faits assez peu connus qui méritent, croyons-nous, d'être signalés en passant, à propos de notre statistique.

On comprendra sans peine que, dans un service où il se présente journellement un grand nombre de malades, on n'ait pas toujours le loisir de soumettre ces derniers à un examen minutieux de tous les organes. Aussi ne trouvons-nous dans nos registres que des indications très sommaires sur l'état général des malades atteints de tuberculose laryngée et surtout sur l'état de leurs poumons.

Nous pouvons cependant affirmer avoir constaté l'existence de plusieurs laryngites tuberculeuses primitives, et, sans pouvoir en donner la proportion exacte, nous avons tout lieu d'admettre que ces cas ne sont pas d'une extrême fréquence.

Dans un article publié dans le dernier fascicule des *Archives de laryngologie* de Frænkel, M. Aronsohn signale l'erreur de ceux qui nient l'existence d'une tuberculose primitive du larynx. Le diagnostic d'une tuberculose laryngée au début est très difficile à faire. Elle peut alors très facilement être confondue avec un catarrhe ordinaire. Ce diagnostic

devient surtout difficile en l'absence de phénomènes pulmonaires. On a donc pris peu à peu l'habitude de se baser, pour
faire le diagnostic d'une tuberculose laryngée, sur l'état des
poumons du malade. Si ceux-ci sont tuberculeux, le larynx
l'est aussi. Tant que les premiers sont intacts, l'affection
du larynx serait tout autre que tuberculeuse. Il ne faut cependant pas oublier que les poumons peuvent être atteints
sans que la percussion et l'auscultation arrivent à permettre
de constater l'existence d'un foyer tuberculeux dans cet
organe. La présence ou l'absence d'une tuberculose pulmonaire n'est donc pas toujours un argument suffisant pour
ou contre la nature tuberculeuse de l'affection laryngée.

Sans parler qu'il existe dans la littérature des cas bien
démontrés de tuberculose primitive du larynx, tels que ceux
de Orth, Pogrebinski, Gouguenheim, Moure, Ruault, Mandé,
Avellis, Cadier et autres ; M. Aronsohn, lui-même, en a
observé deux cas probants.

Tout à fait au début d'une tuberculose laryngée, quand
la confusion avec un catarrhe ordinaire est possible, il
faut, comme le dit Heryng, ne pas oublier qu'un catarrhe
laisse *ordinairement* après lui non des ulcérations, mais des
excoriations qui se présentent seulement dans certaines
formes de cette maladie. Ces dernières se cicatrisent très
facilement chez des personnes qui ne sont pas prédisposées
à la tuberculose, si même elles sont produites par une irritation mécanique ou thermique, aux apophyses vocales, par
exemple. Nous ne devons pas oublier, en effet, que la plupart des grandes pertes de substance doivent leur origine à
des tubercules situés tout à fait superficiellement dans la
muqueuse et arrivant presque toujours à la période des-
tructive.

Pendant bien longtemps, en effet, on s'est occupé de la
question de savoir si la tuberculose laryngée pouvait ou non
être primitive, si elle n'était pas toujours et dans tous les
cas une complication ou une conséquence de la tuberculose

pulmonaire. On paraissait attacher à cette question une grande importance, parce que, se disait-on, si la tuberculose du larynx peut, dans quelques cas, être primitive, l'espoir est permis, et le traitement doit être aussi énergique que possible; tandis que, s'il s'agit d'une infection secondaire, on traitera en vain cet organe; ce sera du temps perdu. Tant que la lésion principale siégeant dans le poumon existera, la réinfection du larynx se reproduira, et ce sera toujours à recommencer.

Certes, l'état des poumons constitue une indication très importante au point de vue du traitement de la tuberculose laryngée. Mais ce n'est pas là la seule indication. A quelques exceptions près, dont nous aurons à parler plus tard, les lésions thoraciques d'un malade, au lieu d'être une contre-indication au traitement local, devront, au contraire, nous faire agir plus activement dans certains cas.

Nous connaissons, en effet, l'influence de l'état général de l'organisme sur la marche et le développement de la tuber-culose.

Le précepte qui prescrit de combattre la tuberculose, autant et peut-être plus par l'hygiène générale (air, alimen-tation, etc.) que par les agents médicamenteux, est passé dans la pratique courante.

Or, quel est l'aboutissant habituel, au point de vue fonc-tionnel de la tuberculose du larynx? Ce sont, précisément, la dyspnée et la dysphagie; cette dernière, dans beaucoup de cas, devient tellement insupportable que les malades préfè-rent s'abstenir de toute nourriture que de s'exposer à chaque instant à ces douleurs aiguës qui accompagnent la dégluti-tion. Bien souvent, c'est la dysphagie qui, la première, attire l'attention du malade et le décide à venir solliciter un traite-ment. Il est évident que, dans ces conditions, le malade, déjà miné et affaibli par sa lésion pulmonaire, n'aura qu'à perdre si le médecin, sceptique, déclare d'avance, rien qu'en se basant sur l'état de ses poumons, que tout traitement restera inutile et inefficace. Pour nous, bien que la lésion pulmonaire soit avancée, le traitement local du larynx nous paraît néanmoins indiqué, car, si de cette manière on ne réussit pas toujours, surtout dans les cas graves, à obtenir une guérison, on a procuré, du moins bien souvent, au malade un soulagement assez notable. Et si, dans le traitement de la tuberculose laryngée, on ne voulait traiter que les lésions primitives, le nombre serait grand de ceux qui échapperaient à tout traitement.

En effet, bien que l'existence de la laryngite bacillaire primitive soit incontestable, comme nous l'avons déjà dit, il n'est pas moins certain, comme le fait remarquer Schech, que cette tuberculose ne reste presque jamais localisée; elle finit tôt ou tard par envahir d'autres organes, les poumons en premier lieu. C'est, en général, à cette période que le malade vient réclamer des soins.

II

Il semblerait, d'ailleurs, que le scepticisme, en matière de traitement, ne rencontre plus actuellement beaucoup de partisans. Tout le monde semble d'accord à reconnaître que la phtisie du larynx, qu'elle soit primitive ou secondaire, doit être traitée, quel que soit d'ailleurs l'état des poumons. L'ardeur s'était augmentée depuis la publication des premiers cas de tuberculose laryngée ayant abouti à une guérison spontanée.

Si quelques-uns de ces cas peuvent être discutables, d'autres présentent cependant un caractère d'authenticité réelle, et, à ce titre, deux observations de Heryng, les six observations de Sokolowski et plusieurs autres laissent peu de doutes à ce sujet.

Il est vrai que, dans quelques observations, celles de Sokolowski, par exemple, il s'agissait surtout de malades aisés, dont l'état général était des plus satisfaisants, qui pouvaient se permettre le luxe de séjours prolongés, et plus ou moins fréquents, dans des stations climatériques appropriées à leur état. Ces malades furent guéris à la fois de leur tuberculose pulmonaire et laryngée, sans avoir subi aucun traitement. Sur les 6 malades de Sokolowski, la guérison s'était maintenue pendant quatre ans 2 fois, pendant un an 2 fois, et pendant six mois dans le cinquième cas; le sixième était encore en observation au moment de la publication de son article. Ces exemples prouvent surtout deux choses : la possibilité d'une guérison spontanée, le rôle de l'état général dans cette cure. Mais de là à s'abstenir de tout traitement local et concentrer toute son attention sur l'état général, serait une sorte d'optimisme aussi peu justifié que le scepticisme de la période précédente.

On traite aujourd'hui localement la tuberculose laryngée, que l'état général soit bon ou mauvais; seulement, on a soin, dans ce dernier cas, d'instituer, parallèlement au traitement local, un traitement général, dans la mesure du possible, suivant la situation de son malade.

Cette nouvelle tendance est même devenue tellement grande qu'à une certaine époque le traitement général a failli être complètement sacrifié au traitement local. A la soixantième Réunion des médecins et naturalistes allemands, tenue à Wiesbaden en septembre 1887, M. Heryng, un des champions les plus ardents de l'intervention locale dans la tuberculose du larynx, se vit obligé de se justifier des reproches que lui adressèrent quelques-uns de ses collègues qui lui faisaient remarquer le rôle trop secondaire qu'il faisait jouer au traitement général.

Bien que nous reconnaissions ici l'importance et même la nécessité absolue du traitement général (hygiénique surtout) de toute manifestation tuberculeuse et bien que nous pensions qu'il faille s'attacher à modifier le terrain de culture et à le rendre réfractaire au bacille, nous laisserons cette partie thérapeutique de côté pour nous occuper spécialement du traitement local.

Comme nous l'avons dit au début, le nombre des moyens
proposés jusqu'ici est tellement grand qu'il explique l'em-
barras que doit éprouver un médecin lorsqu'il se trouve en
face d'une phtisie laryngée. Mais, à part quelques moyens
qui jouissent actuellement de la faveur du plus grand nombre, si nous comparons entre eux la plupart des autres, nous
verrons qu'il n'y a pas de raison pour que l'un soit plus
efficace que l'autre, qu'ils se valent tous au point de vue de
leur valeur intrinsèque, à la condition qu'ils s'adaptent à l'état
général du malade et soient bien supportés. Car il ne faut
pas qu'ils occasionnent des douleurs inutiles ou augmentent
celles qui existent déjà.

Pour plus de clarté, nous essayerons de classer la plupart
des moyens proposés et employés couramment. Nous adop-
terons deux divisions principales, qui comprendront : 1º le
traitement médical ; 2º le traitement chirurgical.

III

TRAITEMENT MÉDICAL

A) Traitement antiseptique. — Déjà, au Congrès de Milan
de 1880, la curabilité de la tuberculose laryngée par le traitement local, niée par la plupart des médecins français,
trouva des partisans résolus dans le plus grand nombre des
médecins autrichiens et allemands. Ces derniers se mirent
bientôt à l'œuvre, et MM. Schmidt, Krause, Heryng ne tar-
dèrent pas à publier leurs statistiques relatives au traitement
par l'acide lactique, les incisions, les scarifications profondes,
le curettage, la trachéotomie. La découverte de l'action de la
cocaïne, faite par Jellinek en 1881, facilita l'application de la
plupart de ces moyens et délia les mains de ceux qui s'arrê-
taient encore devant les souffrances qu'en éprouvaient les
malades, sans cet anesthésique.

On peut donc diviser les moyens de traitement en deux
groupes : ceux dont l'application peut se faire sans l'aide de

la cocaïne, et ceux dont l'application nécessite l'anesthésie locale.

Tout à fait au début, c'est-à-dire avant la découverte du bacille de Koch, le traitement de cette affection ne pouvait être que palliatif. On employait des médicaments réputés résolutifs, comme le chlorate de potasse, le bicarbonate de soude, le chlorhydrate d'ammoniaque, en solution de 0,5 à 1 %; de médicaments astringents, comme l'alun, le tannin, la teinture de ratanhia, en solution de 1 à 2 %. Mais avec la découverte de la nature infectieuse et microbienne de la tuberculose, la médication antiseptique eut tout de suite la préférence, et depuis lors le nombre des moyens proposés ne cessa de s'accroître.

C'est ainsi qu'on a proposé depuis longtemps la créosote (thèse de Cadier) dans les ulcérations tuberculeuses des cordes vocales et dans les gonflements œdémateux de celles-ci et des cartilages aryténoïdes. Mais le goût désagréable de ce médicament et la sensation de brûlure qu'il provoquait l'ont fait rejeter par la plupart des médecins, malgré les quelques succès obtenus par son emploi. L'acide borique en solution de 1 à 4 %, l'acide phénique en solution de 0,5 à 2 %, le thymol (60 centigrammes sur 180 de glycérine), le benzoate de soude en solution de 2 à 5 %, le salicylate de soude de 1 à 3 %, ont été employés tour à tour, avec un succès plus ou moins relatif, plus ou moins durable.

Un des antiseptiques qui s'est maintenu le plus longtemps, et qu'on voit encore aujourd'hui être mis en usage par beaucoup de médecins, est l'iodoforme. C'est ainsi que nous l'avons vu employer, encore tout récemment, dans le service de M. le prof. Chiari, à Vienne, en insufflations sous forme de poudre. L'odeur désagréable de l'iodoforme et ses effets toxiques l'ont fait remplacer par l'iodol préconisé pour la première fois par Lublinski, de Berlin, en 1886. D'après cet auteur, « l'iodol n'agit pas comme excitant, ne produit pas de toux, et adhère assez longtemps à la muqueuse. » Après un traitement de quatre semaines avec l'iodol, Lublinski a vu se développer une cicatrisation chez deux malades, atteints de phtisie laryngée, aussi bien d'ulcérations tuberculeuses de la paroi postérieure que des bords des cordes vocales. Chez d'autres malades, quinze en tout, les ulcères se détergèrent ; cependant, aucune cicatrisation ne fut obtenue.

Peu de temps après, en 1887, Seifert est venu appuyer les affirmations de Lublinski.

En revanche, Heryng et Schiffers, de Liège, n'ont obtenu aucun bon résultat avec l'iodol.

Cependant, l'insufflation de poudres sèches sur une muqueuse comme celle du larynx présente des inconvénients dont le plus grand est sans conteste celui d'être le plus souvent d'un effet nul. Pour que le médicament puisse être absorbé en partie au moins, il faut que la muqueuse présente déjà des ulcérations plus ou moins étendues, plus ou moins profondes. On a donc songé à administrer l'iodoforme sous une autre forme qui lui permît d'adhérer davantage à la muqueuse vocale. C'est ainsi que M. Masséi emploie l'iodoforme en solution éthérée. L'auteur s'en sert avec succès, surtout pour combattre la dysphagie, et, sous l'influence de ce moyen, il a même vu des ulcères se cicatriser et guérir. De son côté, Heryng conseille, dans les infiltrations des aryténoïdes limitées à un côté sous forme de tumeurs, sans grande dysphagie et sans ramollissement, les injections endo-laryngées d'émulsion d'iodoforme dans la glycérine, qui ne sont, d'après lui, nullement douloureuses. L'auteur a obtenu avec ce moyen quatre améliorations notables. Masséi fait précéder les attouchements à l'iodoforme par des pulvérisations de sublimé à 1 °/₀₀. Il recommande aussi ces derniers comme traitement préventif dans la tuberculose pulmonaire.

Beaucoup d'autres auteurs ont insisté sur la nécessité et l'efficacité du traitement antiseptique. Brunn et Rosenberg recommandent en 1887 les injections endo-laryngées d'huile mentholée à 20 ou 30 °/₀. Scheinmann, de son côté, conseille les inhalations répétées de menthol à 20 ou 30 %, ou de crézol à 1 ou 2 %, tant au début de la phtisie laryngée qu'à la période confirmée de la maladie. Il conseille même d'en continuer l'emploi longtemps après la guérison apparente des manifestations locales. Le même auteur emploie encore les inhalations d'acide phénique à 5 %, et surtout les attouchements à la pyoctanine, qui lui a donné les meilleurs résultats. On peut obtenir, dit-il, avec ce moyen, dans l'espace de quelques semaines, la guérison des ulcérations ou des surfaces cruentées post-opératoires. La réaction consécutive à l'emploi de ce remède est nulle. L'auteur a vu survenir aussi par ce moyen la guérison de deux tuberculoses nasales graves.

Moritz Schmidt recommande beaucoup les inhalations de baume du Pérou. Dans un demi-litre d'eau on ajoute une cuillerée à café d'une solution d'acide phénique à 2 % ou 10 à 20 gouttes de baume du Pérou dans l'alcool (2 grammes de Baume sur 1 gramme d'alcool).

Au dernier Congrès de Rome, M. Trifiletti a fait l'éloge du sulforicinate de phénol, conseillé par M. Ruault, qu'il considère sinon comme un spécifique, du moins comme un remède excellent de la tuberculose laryngée, surtout dans les cas d'infiltration limitée aux cordes. Le phénol, dans la proportion de 20 à 30 %, avec le sulforicinate de soude, solution parfaitement tolérée, dit-il, se comporterait comme un puissant antiseptique, modificateur et cicatrisant. Le Dr Ruault, ajoutait-il, a eu le mérite de faire connaître ce remède, qui constituerait une grande victoire pour les partisans du traitement local de la tuberculose laryngée.

Dans le service de M. le Dr Moure, l'acide sulforicinique est remplacé par la glycérine, qui se comporte vis-à-vis de l'acide phénique et de la créosote absolument de la même façon que le premier et a, en outre, l'avantage d'être d'un emploi plus commode, plus facile à se procurer et nullement toxique. Dissous dans la glycérine, dit M. Moure, l'acide phénique perd toutes ses propriétés caustiques et peut alors être employé à des doses très concentrées en apparence, au $^1/_{30}$, $^1/_{20}$, $^1/_{10}$ et même, dans certains cas, au $^1/_5$, combiné soit avec de l'iode, soit avec d'autres médicaments. Nous parlerons plus tard des résultats obtenus par des attouchements à la glycérine phéniquée chez des malades atteints de tuberculose laryngée.

Mentionnons, en passant, le sozoiodol de zinc que M. Schmidt emploie en solution de 5o $^o/_o$; les attouchements doivent être faits avec une certaine force, et après cocaïnisation préalable.

Nous pourrions arrêter là notre exposé de la médication antiseptique, s'il ne nous restait encore quelques mots à dire sur la tuberculine, qui peut être rangée dans la même série. Ce moyen, qui a eu son moment de vogue, paraît actuellement abandonné par tout le monde.

Cependant, Moritz Schmidt dit avoir obtenu, en 1892, trois cas de guérison, grâce à des injections de tuberculine; les doses qu'il avait employées ne dépassaient jamais 1 milligramme, et l'injection suivante ne se faisait que lorsque la rougeur déterminée par la première avait disparu. Toutefois, ce n'est pas à la tuberculine seule qu'étaient dues ces guérisons; l'auteur avait employé, concurremment avec la tuberculine un traitement local par le dermatol, le sozoiodol de zinc, etc. Il y avait, entre autres, un cas assez grave de tumeurs tuberculeuses volumineuses, multiples, obstruant tout le larynx. La tuberculine avait été employée ici, concurremment avec l'électrolyse, pendant plus d'un an. Il est difficile de savoir si c'est le traitement local ou la tuberculine qui a, dans tous ces cas, le plus contribué à amener la guérison. D'ailleurs, l'auteur ajoute plus loin que ses expériences l'autorisent à mettre en garde ses confrères contre l'emploi de la tuberculine dans les cas graves. Nous n'irons pas chercher l'opinion d'autres auteurs relativement à la tuberculine. La question paraît, de nos jours, jugée, et, comme dans toutes les autres tuberculoses, ce traitement peut, tout au plus, servir comme moyen de diagnostic, là où les renseignements fournis par le laryngoscope ne sont pas suffisants, ce qui, d'ailleurs, est assez rare.

Nous ne parlerons que pour mémoire du traitement proposé par le Dr Bergeon, de Lyon. Se basant sur ce fait, découvert par Cl. Bernard, que les gaz introduits dans le rectum sont vite résorbés et éliminés par les poumons, le Dr Bergeon a préconisé le traitement de la phtisie par des lavements gazeux qui sont un mélange d'acide carbonique et d'acide sulfhydrique. Il a obtenu, par cette méthode, quelques résultats positifs qui ont été confirmés par Dujardin-Beaumetz, Bordet, Chantemesse, Blacher, Cornil. Le Dr Statz, de Berlin, a obtenu par ce moyen six résultats favorables.

Pour terminer notre exposé du traitement antiseptique, mentionnons encore l'emploi du para- et orthochlorophénol que le Dr Spengler, de Saint-Pétersbourg, a proposé, il y a un an environ. Cet auteur aurait obtenu dix guérisons sur 26 cas. Le Dr Hedderich, de Heidelberg, a expérimenté à son tour le parachlorophénol, et voici comment il en a décrit l'action : Après un laps de temps très court, et ordinairement après la deuxième application du médicament, tous les malades prétendaient se mieux porter ; l'amélioration portait surtout sur la disparition des douleurs pendant la déglutition et des picotements dans la gorge. La respiration devenait également plus libre. Objectivement, on constatait que les ulcérations se détergeaient et tendaient à se cicatriser ; l'infiltration œdémateuse diminuait lentement. Dans des cas graves, on n'a constaté aucune amélioration. La guérison complète n'a été obtenue que dans deux cas. Contrairement à M. Spengler, qui n'avait observé aucun phénomène concomitant désagréable, le Dr Hedderich a dû suspendre le traitement sur trois malades, chez lesquels des vomissements survenaient régulièrement après chaque application du médicament. Les malades se plaignaient encore de nausées toute la journée.

Le traitement général a été maintenu concurremment avec la médication locale.

Le paramonochlorophénol est du phénol dont un H a été remplacé par un C; il se comporte comme l'acide phénique et se dissout difficilement dans l'eau et facilement dans la glycérine. Pour le larynx, M. Hedderich employait une solution glycérinée à 10 %. Les résultats, comme on le voit, n'ont pas été très brillants; néanmoins, le moyen mérite de plus amples essais.

Ajoutons, enfin, pour être complet, le traitement de la tuberculose laryngée par le phosphate de chaux, tantôt en solution qui a une action analogue à celle de l'acide lactique, tantôt sous forme pulvérulente. M. Schritzler a employé ce moyen sans grand résultat.

B) Traitement substitutif et chirurgical. — Nous avons passé en revue les principaux moyens de traitement local et médical de la tuberculose laryngée. Nous avons vu que la médication antiseptique a donné les meilleurs résultats. Cette médication présente l'avantage d'être bien supportée par la majorité des malades, de ne causer ni douleurs, ni souffrances inutiles, et de ne pas nécessiter, en général, d'anesthésie locale préalable. Comme les moyens plus radicaux dont nous allons parler, ceux-là s'adressent directement au mal, et n'ont pas en vue d'en poursuivre tel ou tel symptôme isolé.

Cependant, la médication symptomatique a été pendant longtemps en faveur et est encore quelque peu employée de nos jours. Les symptômes qu'on se propose ainsi de combattre sont la toux et surtout la dysphagie. La morphine, en pulvérisation ou en insufflation, la belladone dissoute avec l'extrait d'opium dans l'eau de laurier-cerise (Krishaber), les inhalations de vapeurs d'eau avec du stramonium et de la jusquiame, le baume du Pérou et, enfin, la cocaïne en attouchements ou injections sous-muqueuses (Heryng), ont été et sont encore tour à tour employés pour combattre ces symptômes.

Nous pensons toutefois que tous ces moyens doivent être employés le moins souvent possible. D'abord, l'anesthésie qu'ils procurent est par trop courte, et, ensuite, on crée chez le malade une habitude qui fait que les doses à employer pour obtenir chaque fois l'effet voulu deviennent de plus en plus élevées. On produit une intoxication cocaïnique ou morphinique, ce qui, comme le fait justement remarquer Moritz Schmidt, ne présente pas d'inconvénient chez des malades arrivés au dernier terme de leur maladie. Aussi est-ce pour ces malades seuls que la médication narcotique doit être réservée. Mais, dans les cas où l'espoir est encore permis, il faut en user avec beaucoup de réserve. Sous l'influence d'une médication pathogénique appropriée, les symptômes disparaissent d'eux-mêmes. S'ils persistent, c'est que le procédé mis en usage est inefficace et qu'il faut en employer un autre. C'est ainsi que nous avons vu des malades, qui souffraient d'une dysphagie terrible et d'une toux incessante, accuser un soulagement notable après les deux ou trois premiers attouchements avec la glycérine phéniquée. Dans beaucoup de cas, ces symptômes subjectifs disparaissaient dans une très grande mesure, alors qu'à l'examen objectif le larynx ne présentait encore que très peu de modifications. Quant aux narcotiques, on ne s'en sert guère à la clinique du Dr Moure.

On a également conseillé l'acide lactique. Ce topique, par la violente réaction qu'il provoque, par les douleurs qui accompagnent son application et qui nécessitent dans beaucoup de cas une anesthésie cocaïnique préalable, peut être considéré comme occupant le milieu entre le traitement médical proprement dit et le traitement chirurgical.

C'est Krause qui, séduit par les résultats obtenus par Mosetig-Morhof dans le traitement de la carie fongueuse et du lupus vulgaire par l'acide lactique, eut le premier l'idée d'appliquer ce traitement à la tuberculose du larynx.

Son premier travail relatif à ce sujet parut en 1885. Il employait d'abord pour badigeonnages une solution à 10 %;

puis, augmentant progressivement, il arrivait peu à peu à se servir d'acide lactique pur. Comme effet local, la muqueuse ainsi touchée devenait pâle ; avec la solution à 80 %, il y avait production d'une eschare blanchâtre, adhérente. Le boursouflement diminuait bientôt, l'eschare tombait, le fond de l'ulcération bourgeonnait, en même temps que les troubles de la déglutition et de la phonation s'atténuaient. Enfin, il ne restait plus qu'une cicatrice inégale et concave. Krause répétait journellement les badigeonnages jusqu'à la formation de l'eschare ; et, dans lès parties non ulcérées mais infiltrées, il faisait précéder les badigeonnages d'incisions multiples. Par ces procédés, il est parvenu à déterminer d'une façon très nette la cicatrisation des ulcères tuberculeux.

Toutefois, ainsi que le dit Krause lui-même, l'acide lactique ne doit pas être considéré comme le remède spécifique de la tuberculose laryngée. Jellinek, notamment, a observé la même action de l'acide lactique sur les tissus hypertrophiés et hyperplasiés de n'importe quelle nature.

L'année suivante, à la cinquante-neuvième Réunion des médecins et naturalistes allemands, Krause revint sur les effets du traitement par l'acide lactique. Aucun ulcère, disait-il, ne résisterait à ce traitement, pourvu que l'état général du malade ne fût pas trop mauvais (ce qui serait une contre-indication pour l'emploi de l'acide lactique). Le plus ou moins de douleurs et quelques accès de spasme de la glotte ne sauraient être un obstacle insurmontable dans l'emploi d'un médicament apte à guérir les ulcérations tuberculeuses. Toutefois, en 1887, Krause recommanda le traitement mixte par l'iodol et l'acide lactique.

M. Heryng, de son côté, est partisan résolu de l'emploi de l'acide lactique, et, dans son travail sur la tuberculose laryngée et son traitement, il subdivise, au point de vue des résultats obtenus, ses malades en quatre groupes. Dans le premier qui comprend 3 cas d'ulcérations tuberculeuses du pharynx compliquées de phtisie pulmonaire et laryngée, la cicatrisation du premier de ces organes dura sept mois, trois mois et un mois. Le deuxième groupe comprend 4 malades atteints d'ulcérations laryngées et dont la guérison s'était maintenue trois mois chez deux d'entre eux, six mois chez un troisième; chez le quatrième, la guérison persistait encore au moment de la publication du travail de M. Heryng. Le troisième groupe comprend 4 malades atteints d'ulcérations tuberculeuses limitées aux cordes vocales supérieures et inférieures. Durée de la guérison : quinze mois, six mois, neuf mois, six mois. Le quatrième groupe, enfin, compte 7 malades atteints de la forme la plus grave de la tuberculose du larynx : ulcérations cratériformes, destructives, phtisie pulmonaire concomitante. Durée de la guérison : deux ans et neuf mois, un an et demi, un an, un an, onze mois, un an et trois mois.

Heryng emploie l'acide lactique non seulement en attouchements, mais aussi en injections sous-muqueuses, en solution de 10 à 20 %. Il a recours à ce moyen dans les ulcérations limitées, lenticulaires ou cratériformes de l'épiglotte qui ne sont pas accompagnées d'une forte réaction ni d'un gonflement diffus et n'ont pas de tendance à la guérison par l'emploi des autres méthodes. Les injections sous-muqueuses remplaceraient dans ces cas le curettage, qui est d'un emploi difficile.

Après les publications de Krause, Heryng et autres, l'emploi de l'acide lactique s'est bientôt généralisé; il est devenu même, entre les mains d'un grand nombre, le seul moyen médical de traitement de la tuberculose laryngée. A le voir employer avec tant de préférence et de persistance, on aurait dit qu'on était, enfin, en possession d'un remède spécifique. Nous avons vu que Krause lui-même a tenu à préciser qu'il n'en était rien, et, dans ces dernières années, quelques voix se sont élevées pour protester contre l'emploi de ce topique. C'est ainsi que Kuttner limite son usage au stade ulcéreux de la tuberculose laryngée, mais il le trouve peu

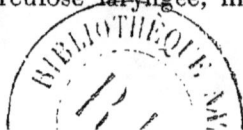

approprié au traitement de l'infiltration simple, puisqu'il ne pénètre pas assez profondément dans les tissus à travers l'épithélium intact. Stoerk trouve même que l'acide lactique a beaucoup perdu de son importance. D'abord, il est dans beaucoup de cas insuffisant à détruire les tumeurs tuberculeuses et ne peut être employé que lorsqu'on a enlevé celles-ci par une intervention chirurgicale quelconque. En second lieu, le traitement par l'acide lactique détermine des accidents qu'on n'observe jamais avec le traitement par l'iodol ou l'iodoforme. Il est important, dit-il, que, dans chacun de ces genres de traitement, les portions de la muqueuse avoisinant le pharynx, c'est-à-dire le revêtement muqueux des deux cartilages aryténoïdes, etc., restent intactes; du moment que ces surfaces ont subi l'action de l'acide lactique, la déglutition devient tellement difficile et si douloureuse, que le malade ne tarde pas à renoncer à toute nourriture. Or, l'opérateur le plus expérimenté ne peut empêcher que, d'une manière ou d'une autre, une partie du liquide n'arrive à toucher la surface postérieure de l'organe vocal. Cet inconvénient devrait nous faire renoncer à l'application de tout liquide caustique et donner la préférence à d'autres moyens, moins dangereux ou moins énergiques.

.. Nous sommes loin de vouloir déprécier les résultats fournis par l'acide lactique. Mais il nous est difficile de nier la justesse des remarques de Stoerk. Nous avons vu, en outre, que l'application de ce topique provoque une douleur souvent très violente et du spasme glottique, qui rend nécessaire bien souvent l'anesthésie préalable de la région que l'on se propose de cautériser. Aussi cet acide devient souvent inapplicable chez des malades déjà affaiblis et atteints de sténose glottique. S'il s'agissait de faire une seule ou deux applications! mais, pour être efficace, ce traitement doit être appliqué pendant des semaines et des mois, devenant alors pour le malade un véritable supplice. Or, du moment que l'acide lactique n'est pas un spécifique de la laryngite bacillaire, il nous semble qu'on pourrait obtenir à peu près les mêmes résultats par un autre remède, moins pénible à supporter.

Nous allons exposer brièvement ce qui a trait au traitement chirurgical, proprement dit, de la tuberculose laryngée. C'est Moritz Schmidt qui, le premier, préconisa ce traitement en 1880. Mais avant la découverte de l'action locale de la cocaïne et avant la généralisation de l'emploi de cet anesthésique, les propositions de Schmidt ne trouvèrent que très peu de partisans. Il a fallu quelques années pour que son idée fît du chemin, et aujourd'hui les procédés chirurgicaux jouissent de la faveur d'un grand nombre de laryngologistes.

Le traitement chirurgical, tel que le formula Schmidt, se réduit aux trois opérations suivantes : incisions ou scarifications profondes, curettage et trachéotomie. Nous nous occuperons plus tard de cette dernière opération, ainsi que de quelques autres qui ont été proposées à la suite de celles de Schmidt ; nous ne parlerons pour le moment que des deux premières.

Schmidt fait remarquer que ces opérations sont très douloureuses, malgré l'application de la cocaïne. Les douleurs qui accompagnent l'opération et celles qui la suivent font qu'il faut beaucoup de bonne volonté et d'énergie de la part du malade pour s'y soumettre. Aussi ne recommande-t-il pas non plus d'appliquer ce traitement à des malades affaiblis, nerveux, impatients, à ceux dont le larynx s'achemine vers la sténose, puisque le procédé provoque toujours une tuméfaction plus ou moins passagère. Il ne le conseille pas non plus s'il se produit des tumeurs récidivant rapidement. Et, ce qui peut à bon droit paraître étrange, il recommande ces procédés non seulement dans les cas où une guérison est encore à espérer, mais encore dans ceux où il ne s'agit que de soulager les douleurs dysphagiques.

L'auteur a observé trois accidents consécutifs à ces opérations. Une fois un morceau de tumeur tomba sur la glotte et faillit déterminer l'asphyxie du malade ; dans un autre cas, il survint une hémorragie que l'auteur attribue à un col trop étroit enserrant le cou du malade; enfin, une troisième fois, il s'agit encore d'une hémorragie, mais cette fois le malade mourut entre les mains de l'opérateur.

Après Schmidt, un grand nombre de laryngologistes, tant allemands qu'étrangers, sont venus tour à tour vanter les bienfaits et les avantages du traitement chirurgical. Mais c'est à Heryng que revient l'honneur d'avoir systématisé son emploi et d'en avoir bien précisé les indications et les contre-indications. Il importe de remarquer, d'ailleurs, qu'Heryng se montre un partisan enthousiaste de ce mode de traitement.

« Des scarifications légères avec le couteau, dit M. Heryng, ne servent absolument à rien; elles doivent être faites plusieurs fois et profondément, ou bien il faut pratiquer une plus grande incision et entretenir l'écoulement du sang. »

En tout cas, avant de commencer ces manipulations, M. Heryng conseille « *de tenir toujours prêts les instruments nécessaires à la trachéotomie* », car, si les incisions ne sont pas suffisantes, le gonflement augmente très rapidement (dix à quinze minutes), de sorte que le temps passe et que le malade peut mourir suffoqué, avant que les préparatifs de l'opération soient terminés... « Après avoir fait plusieurs incisions dans les parties en voie de dégénérescence tuberculeuse, on procédera à un badigeonnage à l'acide lactique, une fois l'hémorragie arrêtée... » « On ne doit pas se laisser effrayer par la *réaction inflammatoire ou l'exaspération des douleurs qui dure parfois quelques jours;* il ne faut pas non plus oublier de prévenir les malades de la *possibilité d'une aggravation momentanée...* » « Le traitement est contre-indiqué chez des sujets sans volonté, affaiblis, déprimés, et chez des malades qui ont de la fièvre et peu de résistance... chez des femmes nerveuses, impatientes, *chez ceux qui sont traités à la policlinique,* et quand il est à craindre que leurs occupations et leur caractère ne leur permettent pas de suivre exactement le traitement... » « Le traitement chirurgical doit être suivi, pendant six à huit semaines, avec la plus grande persévérance. »

Nous venons de citer les passages les plus saillants de la partie du travail de Heryng relative aux incisions. Nous avons souligné à dessein les aveux de l'auteur lui-même concernant les inconvénients et les dangers mêmes de la méthode. Nous y reviendrons plus loin. Passons maintenant au curettage.

Celui-ci serait indiqué « aussi bien dans les ulcérations hypertrophiques que dans les infiltrations tuberculeuses en voie de ramollissement; il l'est aussi dans la combinaison de ces deux états. Les meilleurs résultats sont obtenus dans les ulcérations hypertrophiques de la paroi postérieure et de la face interne des cartilages aryténoïdes. Ils sont également très favorables dans les ulcérations et les infiltrations des cordes vocales supérieures, qui se présentent sous la forme de proéminence hémisphérique. Le curettage a été encore employé dans les cas de granulations, à la face supérieure des cordes vocales inférieures, dans le ventricule de Morgagni ou sur ses bords. Mais il est difficile à faire sur l'épiglotte, à cause de la trop grande flexibilité de cet organe. »

La durée de la cicatrisation dans le traitement par le curettage a été de : seize mois, sept mois, neuf mois, quatre mois, quatre mois, trois mois, trois mois, c'est-à-dire que pour 7 cas, la durée moyenne de la guérison a été de sept mois.

En 1889, M. Krause communiqua les résultats suivants qu'il a obtenus à l'aide du curettage. Sur 71 cas traités par ce moyen, 43 lui ont fourni une guérison complète ou du moins une amélioration très nette; 16 sont actuellement guéris et n'ont pas présenté de récidive; 12 sont encore en traitement et 7 sont morts, mais non des suites de leur tuberculose laryngée. Le nombre des récidives est de 15.

Il ne faut cependant pas, ajoute-t-il, renoncer à un traitement général et local; l'acide lactique se serait montré particulièrement favorable.

M. Scheinmann fait remarquer, de son côté, que, lorsque

le diagnostic est précoce, les incisions, les scarifications, le curettage et les attouchements avec l'acide lactique ont une action très marquée, mais on doit tenir compte des lésions locales et de l'état général. Pour sa part, il conseille surtout le menthol en attouchement local.

Dans un rapport présenté en 1893 à la Société française de laryngologie, M. Castex croit que le traitement chirurgical de la tuberculose du larynx ne pourra être curatif que lorsque la lésion est primitive et exclusive au larynx et qu'elle est en même temps assez circonscrite pour que l'opération puisse être complète. Du moment que ces conditions ne sont pas réalisées, le traitement aura un caractère palliatif.

Voici de quelle manière il pose les indications et les contre-indications du traitement chirurgical.

I. Larynx seul atteint :

a) Si la lésion est circonscrite sous forme de tumeurs, comme les pseudo-polypes décrits par Avellis, de Francfort, la pince coupante suffit, à la condition de toucher ensuite au galvano-cautère le lieu d'implantation de la tumeur.

b) Les lésions sont-elles plus étendues, en nappe, il y a lieu de recourir au curettage, à moins que la mobilité des parties (épiglotte, aryténoïdes) n'impose la pince coupante.

II. Larynx et poumons atteints simultanément :

Le curettage est ici le moyen préférable ; il enlève les fongosités, rend moins douloureuses les ulcérations et désinfecte en partie le larynx des microbes variés qui l'habitent.

Les contre-indications sont tirées de l'état pulmonaire et général du malade.

Lennox-Browne trouve inutiles les piqûres profondes dans les tissus infiltrés, recommandées par MM. Schmidt et Rossbach ; ces ponctions, loin de soulager, occasionnent souvent des ulcérations lorsque la force de résistance du malade est diminuée. Les infiltrations peuvent, au contraire, se résorber par l'emploi du menthol, de l'iodol, etc., car elles ne sont pas toujours une preuve d'une périchondrite ou chondrite locale.

Quant au curettage, M. Lennox-Browne l'emploie dans les cas suivants : pour enlever les hyperplasies, même lorsque ces dernières se présentent sous la forme d'un néoplasme pédiculé ; pour enlever des substances nécrosées, quand l'ulcération est large, et pour réunir plusieurs points ulcérés en une seule surface, lorsque ces points sont disséminés et multiples.

En France, c'est M. Gouguenheim qui s'est montré le partisan le plus chaud du traitement chirurgical de la tuberculose laryngée. Les opérations qu'il pratique de préférence sont : l'aryténoïdectomie et le curettage. La première consiste dans la résection de la région aryténoïdienne à l'aide d'un instrument emporte-pièce ; l'opération est suivie d'un pansement au naphtol camphré. Cette opération a surtout pour but de parer à la dysphagie. Le curettage est employé dans la pachydermie de la partie postérieure du larynx. Il serait suivi d'un retour immédiat de la voix. La curette peut également être employée partout où l'emploi de l'emporte-pièce est difficile.

De 1892 à 1894, l'auteur a pratiqué 58 aryténoïdectomies dont voici les résultats (sur ce nombre 58, il y avait 11 malades traités à la consultation et retournant ensuite chez eux) : 25 guérisons ; 30 améliorations notables, dont cinq ayant duré plus d'une année. Sur 27 pachydermiques (dont 13 ambulants), traités par le curettage, il y a eu retour complet de la voix chez 7 malades, et amélioration notable chez 10.

Tous les malades opérés présentaient des lésions pulmonaires graves et ceux d'entre eux qui sont morts ont été emportés par les progrès de leur affection pulmonaire.

Dans un rapport présenté en 1894 à la Société belge de laryngologie et d'otologie, M. Capart repousse les incisions qui donnent peu de résultats et auxquelles il faut revenir souvent, quelque nombreuses et profondes qu'elles soient. Par contre, l'auteur se sert volontiers de la curette, surtout pour les ulcérations des cordes vocales vraies ou fausses et pour les ulcérations de la paroi postérieure du pharynx ; il fait suivre le curettage d'un attouchement avec l'acide lactique pur ; mais le moyen par excellence, héroïque même, est celui qui a été proposé successivement par Krause, Heryng, Gouguenheim, c'est-à-dire le curettage radical, opéré avec les doubles curettes de ces auteurs. « L'impression, dit l'auteur, qui m'est restée de nombreuses opérations, c'est qu'il ne faut pas trop tarder ni craindre d'agir avec trop d'énergie. Ne reculez pas devant l'enlèvement de volumineux fragments de l'épiglotte ou des replis ary-épiglottiques, voire même d'un des deux aryténoïdes. Faites le plus possible en une seule séance ; plus énergiquement vous agirez, et moins vous aurez de réaction consécutive. Le soulagement est immédiat ; la déglutition est parfaite ; les douleurs s'amendent, et la respiration se fait beaucoup mieux. Un pansement antiseptique, soit à l'acide lactique, soit à la pyoctanine, doit suivre l'opération..... Ne recourez à ce moyen que chez ceux qui ont de l'énergie et du sang-froid, car *vous devez compter sur les incidents qui imposent le calme* : hémorragie parfois abondante, pénétration dans les voies aériennes de fragments incomplètement détachés qui peuvent produire de la toux et des spasmes violents... Dans les œdèmes chroniques encore peu marqués de l'épiglotte et des aryténoïdes, n'hésitez pas à plonger à différentes reprises un cautère bien effilé, mais très profondément, jusqu'à la sensation d'une résistance. Il y aura bien un peu de dysphagie pendant quelques jours, mais l'amélioration consécutive vous surprendra. »

Au dixième Congrès international de médecine, M. Luc rapporta un fait de cicatrisation complète d'une ulcération tuberculeuse de la région aryténoïdienne du larynx, obtenue par un curettage énergique suivi de badigeonnage à l'acide lactique. Le malade ne présentait pas de lésions pulmonaires appréciables, mais le microscope avait révélé la nature tuberculeuse des fragments enlevés du larynx. Ce cas était spécialement favorable, en raison de l'intégrité pulmonaire, du bon état général, de l'énergie du malade et de la possibilité dans laquelle il se trouva de quitter complètement ses occupations pour se soumettre à un traitement général approprié, secondé par un repos complet en pleine campagne.

Chez un grand nombre d'autres malades atteints de tuberculose laryngée, Luc n'obtint que des résultats incomplets, soit à cause de la coïncidence de lésions pulmonaires avancées, ou d'un mauvais état général, ou encore d'un manque de persévérance de la part du malade.

La conclusion de Luc est que le traitement chirurgical de la tuberculose laryngée, visant à un résultat radical, ne doit pas être appliqué indistinctement à tous les sujets porteurs de tuberculose laryngée, mais *réservé à certains cas particulièrement favorables*. Chez les autres, le traitement ne saurait être que palliatif.

IV

Pour faire une comparaison exacte et complète de l'action et de l'efficacité relatives du traitement chirurgical et du traitement médical, du moins en ce qui concerne les procédés que nous venons d'esquisser, il faudrait mettre en présence non seulement le nombre de guérisons, d'améliorations, de récidives obtenues par chacune de ces méthodes, mais encore la durée de la guérison et de l'amélioration dans chaque cas particulier, la gravité des récidives, etc. Ce n'est pas tout. Il faudrait de plus que, dans chaque cas, il y eût mention exacte et détaillée de l'état général du malade, de l'âge, du sexe, des antécédents héréditaires et personnels, de l'état des poumons, des conditions générales d'hygiène et du degré plus ou moins avancé de l'affection laryngée. C'est alors que chacune des méthodes pourrait opposer à la méthode contraire des résultats obtenus dans des conditions en tous points identiques. Il est évident que nous ne sommes pas près d'avoir une statistique aussi complète. En attendant, nous en sommes réduits à comparer, au point de vue des résultats, des cas ayant évolué dans des conditions souvent très dissemblables. Notre appréciation est de ce fait nécessairement faussée, et un jugement définitif serait au moins prématuré.

Ce n'est donc pas dans la comparaison des résultats objectifs que nous irons chercher des arguments en faveur de l'une ou de l'autre de ces méthodes, quoique des cas publiés jusqu'ici il ne ressorte pas que le traitement chirurgical soit de beaucoup supérieur au traitement médical. Quand même cette supériorité serait démontrée, il ne faudrait pas en tirer cette conclusion que, dès qu'on se trouve en face d'un malade atteint de tuberculose laryngée, il faut sans tarder avoir recours au traitement chirurgical. Les résultats positifs fournis par le traitement purement médical sont là pour nous encourager dans beaucoup de cas à ajourner l'intervention opératoire qui, nous allons le voir, est souvent très pénible et très dangereuse. Par de simples attouchements à la glycérine phéniquée, nous avons obtenu des résultats que beaucoup d'autres auteurs auraient difficilement obtenus par le traitement chirurgical. Nous avions affaire dans toutes ses variétés à la tuberculose à tous les degrés : infiltration aiguë ou chronique, ulcérations, dégénérescence papillaire de la paroi postérieure, tumeurs, bourgeons s'étendant jusque dans la trachée; et, dans tous ces cas, nous n'avons jamais hésité à commencer par le traitement médical qui, il faut le dire, a rarement trompé nos espérances. Ce n'est pas que nous soyons en principe adversaires du traitement chirurgical. Au contraire, on était toujours prêt et disposé à intervenir chirurgicalement, mais l'occasion ne s'est pas toujours présentée.

Avions-nous peut-être affaire à des malades exceptionnels, présentant des conditions générales et pulmonaires exceptionnellement favorables? Nos malades faisaient partie du contingent habituel des policliniques ; ils étaient, avons-nous dit, au nombre de 170, et, s'il a pu se trouver dans ce nombre quelques cas heureux, ils ne devaient pas être bien nombreux.

Nous traitons en ce moment un jeune douanier, atteint de tuméfaction sous-glottique et dont la respiration est quelquefois très gênée. Si nous étions partisan absolu du traitement chirurgical, il y a longtemps que nous aurions dû lui faire subir la trachéotomie. En lui facilitant ainsi la respiration, nous aurions peut-être hâté la guérison de sa tuberculose. Nous verrons plus loin que la question est loin d'être résolue. Toujours est-il qu'en attendant cette guérison définitive, plus ou moins problématique, sous l'influence de la trachéotomie seule, nous l'aurions mis hors d'état de continuer sa profession, de gagner sa vie. On sait quel est le sort des malades porteurs de canules. Nous nous contentons actuellement de toucher son larynx avec la glycérine phéniquée, ce qui rend pour le moment la vie supportable, et, qui sait ? lui procurera peut-être une amélioration durable. Mais nous ne nous déciderons à pratiquer la trachéotomie qu'*in extremis*, quand il y aura menace réelle d'asphyxie.

Nous avons encore, en ce moment, en traitement une jeune femme de vingt-quatre ans, qui s'était présentée le 2 juillet 1896. Elle présentait une infiltration papillaire de la région inter-aryténoïdienne, de nature bacillaire, avec tuméfaction de la corde vocale droite et aphonie très prononcée.

Après cinq mois de traitement par la glycérine phéniquée répété deux fois par semaine, il ne reste plus actuellement qu'un léger épaississement de la région inter-aryténoïdienne, la tuméfaction de la corde vocale droite a disparu, la voix est redevenue à peu près normale. Le curettage nous aurait peut-être et même probablement donné les mêmes résultats, mais quelles souffrances inutiles aurions-nous causées à la malade, qui est, du reste, très nerveuse !

Mais revenons aux incisions et au curettage. Quant au premier de ces deux procédés, il paraît actuellement abandonné par un grand nombre de partisans du traitement chirurgical. Les incisions provoquent souvent un œdème aigu, et, dans beaucoup de cas, elles ne font que hâter le processus ulcéreux. Là où elles n'ont pas d'effet directement nuisible, elles donnent très peu de résultats, quelque profondes et nombreuses qu'elles soient. Aussi est-ce là un procédé généralement abandonné. Il n'en est pas de même du curettage. Nous avons dit plus haut ce que nous pensons de cette opération. Cherchons les inconvénients de ce procédé.

Nous avons vu que presque tous les auteurs qui préconisaient cette méthode, trouvent utile de prévenir que le curettage n'est pas ou est difficilement applicable chez des malades nerveux, affaiblis, impatients, chez les femmes surtout. Il est également peu commode à appliquer chez les malades des policliniques, ne pouvant pas suivre régulièrement le traitement, et se trouvant dans de mauvaises conditions d'hygiène. Il serait, en outre, assez long, puisque, d'après Heryng, il doit être suivi pendant six à huit semaines avec la plus grande persévérance.

Quant aux inconvénients immédiats de l'opération, tous les auteurs préviennent de la possibilité d'une aggravation momentanée, d'une réaction inflammatoire ou de l'exaspération des douleurs qui dure parfois quelques jours. Heryng conseille même de tenir toujours prêts les instruments nécessaires à la trachéotomie. Les hémorragies, dit M. Capart, sont quelquefois abondantes; il peut y avoir pénétration dans les voies aériennes de fragments incomplètement détachés. Nous avons vu, en effet, que M. Schmidt cite un cas d'hémorragie foudroyante et un autre cas de pénétration dans le larynx d'un morceau de tumeur. M. Castex attire également l'attention sur la possibilité de ces accidents. Chez les nerveux, dit-il, survient souvent un spasme du larynx d'une assez longue durée. Luc a dû, dans un cas pareil, aller

jusqu'à la trachéotomie. M. Castex parle encore de la possibilité d'un œdème consécutif de la glotte ou mieux d'une
infiltration œdémateuse de toutes les parties peu serrées du
revêtement interne du larynx. M. Lermoyez (thèse d'Hélary)
cite un cas de curettage suivi d'une accélération rapide et
fatale d'une tuberculose pulmonaire jusqu'alors torpide.

On le voit, les dangers de cette méthode sont graves et
nombreux. Quelle qu'en soit l'efficacité, on peut dire, avec
M. Moure, qu'au moins le traitement médical, bien manié,
ne cause jamais d'accidents. C'est donc, nous le répétons,
toujours par ce dernier qu'il faut commencer et ne tenter les
chances d'une intervention opératoire qu'à la dernière extrémité, quand tous les autres moyens ont absolument échoué ou
lorsqu'il y a une indication formelle d'opérer, ainsi que nous
le dirons plus loin.

V

Deux procédés opératoires cependant pourraient servir de
trait-d'union entre le traitement médical et le traitement
chirurgical, tel.qu'il vient d'être décrit : ce sont la galvanocaustie et l'électrolyse. M. Gouguenheim repousse absolument l'une et l'autre. Il est vrai que la première n'est le plus
souvent qu'un palliatif, et la seconde d'une lenteur désespé-
rante. Mais les deux sont parfaitement supportées par tous
les malades. Dans les cas d'infiltration persistante des aryténoïdes causant de la dysphagie, la galvanocaustie, com-
binée avec le traitement médical, peut donner quelques bons
résultats. Nous traitons actuellement un malade, qui s'est
présenté avec une infiltration énorme des deux aryténoïdes
et une dysphagie des plus pénibles. Quelques points de galvanocautère sur un des aryténoïdes, les attouchements à la
glycérine phéniquée et des pointes de feu à l'extérieur ont
procuré au malade un soulagement notable qui lui a permis
de quitter l'hôpital, sinon guéri, au moins amélioré.

Quant à l'électrolyse, elle s'est montrée très efficace dans

les cas d'infiltration, même très prononcée, des bandes ventriculaires, de l'épiglotte et de la paroi postérieure du larynx.
La lenteur de son action est largement compensée par cet
avantage que les malades, même les plus faibles, ceux
notamment qui se présentent à la policlinique, s'y soumet·
tent avec une facilité surprenante. Un autre grand avantage
de l'électrolyse, c'est qu'elle ne crée pas, comme toutes les
autres méthodes opératoires, de surface ulcérée, saignante,
elle agit, au contraire, d'une façon très favorable sur les ulcérations qui couvrent les surfaces infiltrées soumises au traitement (Scheinmann).

M. Capart, lui aussi, conseille d'avoir recours à la galvanocaustie dans les œdèmes chroniques encore peu marqués
de l'épiglotte ou des aryténoïdes. Il choisit dans ces cas un
cautère effilé, qu'il enfonce très profondément, jusqu'à la
sensation d'une résistance. Il emploie également et depuis
longtemps l'électrolyse. « Je ne connais pas, dit-il, de meilleur
moyen de combattre les œdèmes rebelles ou bien ces inéga-
lités qui persistent après les extractions plus radicales. Les
malades supportent très bien des séances de une à trois minutes, avec des intensités de 20 à 30 milliampères. »

Nous voyons donc que la galvanocaustie aussi bien que
l'électrolyse présentent très peu d'inconvénients : peu ou pas
de réaction consécutive, application indolore. Dans ces conditions, les deux procédés sont parfaitement acceptables.
C'est dans les infiltrations et œdèmes chroniques rebelles,
qu'ils trouvent leur principale indication. Ils peuvent donc
sans inconvénient remplacer les incisions et scarifications
profondes de Schmidt et Heryng qui, elles, sont loin d'être
inoffensives.

VI

La *trachéotomie*, comme moyen curatif dans la tuberculose
laryngée, fut proposée, en 1886, par M. Schmidt. Le point de
départ de cette opération consistait dans le raisonnement

suivant : un larynx malade se comporte vis-à-vis des courants d'air inspiré d'une façon différente de celle que nous trouvons dans un larynx sain. D'abord, le passage de l'air se fait avec une certaine force, violence même; il renferme des vapeurs, des poussières et des microorganismes qui, sans effet sur un larynx sain, exercent une irritation sur un larynx tuberculeux; irritation thermique, irritation mécanique, action des microorganismes. Autant d'influences contribuant à maintenir l'état inflammatoire du larynx et neutralisant l'action du traitement, quel qu'il soit. Il importe donc, pour rendre le traitement plus efficace, de procurer au larynx un repos aussi complet que possible, de le soustraire à l'action irritante de l'air inspiré. Se contenter de faire à cet égard certaines recommandations au malade est chose inutile le plus souvent. On sait les difficultés qu'on a à imposer aux malades un silence relatif que réclament certaines affections du larynx. Il faut donc avoir recours à un autre moyen indépendant de la volonté, créer une autre voie au passage de l'air, c'est à dire pratiquer la trachéotomie. M. Schmidt a vu, à la suite de cette opération, la tuméfaction disparaître très rapidement et les cordes vocales immobiles reprendre leurs mouvements normaux. Il recommande de continuer le traitement local après l'exécution de la trachéotomie. Il cite, à l'appui de son opinion, 8 cas qu'il a opérés dans l'espace de six ans et dont la plupart se portaient encore assez bien plusieurs années après l'opération. Il pose les indications suivantes de la trachéotomie :

1º Sténose du larynx. Ici, l'opération doit être exécutée toujours et sans retard ;

2º Lorsque le larynx est gravement atteint, alors que les poumons ne le sont que légèrement, il faut opérer, sans attendre la sténose;

3º Dans la tuberculose du larynx à marche rapide, on opère également sans attendre l'apparition de la dyspnée;

4º La dernière indication est fournie par la dysphagie; la

trachéotomie devrait être pratiquée alors qu'il n'y a encore que des douleurs relativement légères.

Après la publication de Schmidt, les opinions de la plupart des laryngologistes furent divisées ; alors que les uns, imitant l'exemple et la conduite de M. Schmidt, pratiquaient la trachéotomie comme moyen curatif de la tuberculose laryngée, d'autres ne voyaient dans cette opération qu'une ressource à laquelle il ne fallait avoir recours que dans les cas extrêmes, quand la sténose avait fait de tels progrès que le malade était menacé d'asphyxie.

Des résultats ont été publiés, prouvant également pour et contre l'efficacité et les avantages de la trachéotomie.

C'est ainsi que Lennox-Browne, Kidd, Havilland-Hall, Koch, Tietze, Massei et tant d'autres, sans repousser d'une façon absolue la trachéotomie, ne la trouvent indiquée que dans les cas d'asphyxie, et encore lorsque les lésions pulmonaires n'étaient pas trop avancées.

En revanche, Chiari (*Erfahrungen aus dem Gebiete der Hals- und Nasenkrankheiten*, 1887), a opéré, pour suffocation résultant d'une périchondrite laryngée, 2 malades atteints en même temps de tuberculose pulmonaire avancée, avec cavernes : la trachéotomie a procuré dans les deux cas un grand soulagement ; un des malades vivait encore un an et demi après l'opération.

Hoffmann, de son côté, sans attendre de la trachéotomie une guérison définitive, n'en admet pas moins qu'elle peut avoir une influence très favorable sur les malades.

Hunter Mackenzie est encore du même avis.

Krause trouve qu'après la trachéotomie les lésions pulmonaires ont peu de tendance à s'étendre : elles prennent, au contraire, une marche très lente, l'état général s'améliore, les symptômes laryngés s'atténuent.

Grünwald a publié, dans *Münchener Medizinische Wochenschrift* (n° 20, 1889) deux cas de trachéotomie pratiquée sur des malades atteints de périchondrite suppurée et nécrosique. Ayant ainsi ouvert une voie à l'écoulement facile du pus, l'auteur a obtenu de très bons résultats.

Robertson a trachéotomisé un malade atteint de tuberculose laryngée compliquée de tuberculose pulmonaire; sous la corde vocale gauche il y avait une tuméfaction empêchant le passage de l'air et ne cédant pas à l'acide lactique. A la suite de la trachéotomie, la tuméfaction disparut, les ulcérations se cicatrisèrent, en même temps que les symptômes pulmonaires s'atténuaient et les bacilles diminuaient de nombre.

Latouche croit que la trachéotomie n'agit pas seulement comme moyen palliatif, mais comme moyen curatif, et cela d'une façon directe et durable.

Pilcher estime que 60 % de cas de tuberculose laryngée, qui auraient pu avoir une terminaison fatale, ont été sauvés par la trachéotomie, tandis que 13 % seulement ont été guéris par la médication interne.

Seifert, qui n'admettait autrefois que l'indication vitale de la trachéotomie, a plus tard changé d'avis et admis les quatre indications suivantes :

1° Trachéotomie en vue de l'amélioration, voire même de la guérison de la phtisie laryngée;

2° Soulagement des souffrances, alors même que les circonstances ne permettent pas de compter sur une prolongation de la vie du malade;

3° Une affection pulmonaire simultanée ne constitue pas de contre-indication;

4° Les dangers provoqués par la trachéotomie sont nuls.

R. Stein croit aussi qu'en premier lieu la trachéotomie prévient l'infection des poumons par le processus tuberculeux du larynx, si toutefois les poumons ne sont pas encore malades, ou s'ils ne le sont qu'à un degré insignifiant.

Kuttner a pratiqué une trachéotomie sur une malade *in extremis*, abandonnée par la plupart des médecins. Les ulcérations du larynx qui ont résisté pendant plus de deux ans à tout traitement, et celles du pharynx se sont toutes cicatrisées à la suite de la trachéotomie. Il est vrai que les poumons étaient sains et que le diagnostic différentiel entre la tuberculose et la syphilis n'a pas été bien nettement établi. Ce cas prouverait toujours, d'après l'auteur, que les affections du larynx, même les plus graves, peuvent guérir à la suite de la trachéotomie.

Sendziak considère la guérison de la tuberculose du larynx par la trachéotomie comme possible, mais rare et peu durable.

L'opinion de Schrötter tient le milieu entre les opinions de ceux qui voient dans la trachéotomie un moyen curatif et celles des auteurs qui ne la considèrent que comme un moyen palliatif. Voici ce qu'il dit, en effet: «Je considère la trachéotomie comme un moyen de traitement symptomatique, c'est-à-dire applicable seulement dans les cas où il y a troubles respiratoires graves. »

«Je dois toutefois admettre, dit Stoerk, qu'il ne faut pas attendre jusqu'au moment de la suffocation pour exécuter cette opération; je crois plutôt qu'on met le malade dans des conditions plus favorables en faisant l'opération d'une façon précoce, c'est-à-dire à une époque où la marche de la maladie ne fait encore que prévoir l'apparition de l'asphyxie. » M. Moure nous dit aussi avoir vu le larynx de malades tuberculeux s'améliorer et même guérir après la trachéotomie, mais il a vu aussi, d'autres fois, les lésions pulmonaires s'aggraver rapidement après l'intervention, et les malades succomber avec les symptômes d'une tuberculose aiguë.

Telle est, résumée en quelques mots, l'opinion des partisans de la trachéotomie. Ils la considèrent comme un moyen curatif, en se basant sur un raisonnement que nous connaissons déjà. Cependant, à part quelques cas à résultat exceptionnellement favorable, ceux de Chiari, par exemple, on doit avouer que l'expérience de ces auteurs est basée pour la plupart sur des cas isolés et que l'ensemble des faits où la trachéotomie a amené une amélioration ou une guérison est trop petit pour pouvoir servir de base et justifier la vulgarisation de ce traitement.

Et, cependant, la trachéotomie n'est pas exempte d'inconvénients quelquefois assez graves. C'est ainsi que beaucoup d'auteurs croient que les avantages, contestables d'ailleurs, qu'elle procure sont annulés par les risques d'irritation due à la présence d'une canule, par les risques de nécrose des tissus prédisposés à l'infection et par la difficulté qu'éprouvent les malades à se débarrasser par la toux des sécrétions pulmonaires.

D'après Percy Kidd, la sécrétion pulmonaire, trouvant une issue difficile au dehors, s'engage souvent dans les bronches de petit calibre et ne fait que contribuer à l'extension de l'affection pulmonaire.

Aussi ces auteurs, auxquels il faut encore adjoindre les noms de Solis-Cohen, Moure, Schech. Scheinmann, n'admettent-ils comme seule indication de la trachéotomie qu'une sténose laryngée ou trachéale déjà établie, à la condition, toutefois, que les poumons ne soient pas trop atteints.

Nous nous rattachons complètement à cette dernière manière de voir. Nous avons cité plus haut le cas d'un douanier, atteint d'un rétrécissement sous-glottique et auquel la glycérine phéniquée procure toujours un grand soulagement.

Schmidt lui-même a avoué, à la cinquante-neuvième Réunion des naturalistes et médecins allemands, que, depuis qu'il se sert systématiquement de l'acide lactique et de la curette, il guérit et soulage beaucoup de cas, sans être obligé d'avoir recours à la trachéotomie qu'il n'opère plus que très rarement. Mais, du moment qu'on peut, avec un autre moyen, obtenir les mêmes résultats qu'avec l'acide lactique et la curette, le besoin de pratiquer la trachéotomie sera beaucoup plus rare.

Dans les cas tout à fait graves de tuberculose laryngée, on a proposé encore la laryngotomie et l'extirpation du larynx.

De cette dernière on pourrait dire que le remède serait pire que le mal; quant à la première, le nombre des cas où elle a été pratiquée est par trop insuffisant, de sorte qu'il devient difficile de se prononcer au point de vue des résultats. M. Castex, qui n'admet la laryngotomie que lorsque les opérations par voies ordinaires ne réussissent pas, en pose les règles suivantes :

1° Pour aborder la face antérieure de l'épiglotte, on pratiquera la laryngotomie sous-hyoïdienne de Malgaigne;

2° Pour arriver sur les parties sus-glottiques, on pratiquera la laryngotomie sus-thyroïdienne de Follin;

3° Pour agir sur la région glottique : thyrotomie verticale médiane ou thyrotomie transversale (à la rigueur thyrotomie verticale latérale);

4° Pour atteindre les parties sous-glottiques : thyrotomie sous-cricoïdienne transversale.

VII

Nous sommes arrivé au terme de notre exposé du traitement de la tuberculose laryngée. A quelques exceptions près, nous ne rejetons d'une façon absolue aucun des moyens de traitement dont nous venons de parler. Chacun peut trouver son indication, suivant la marche de l'affection, sa gravité, suivant quelquefois les circonstances étrangères. Pour nous, c'est à tort qu'on a voulu tracer une ligne de séparation entre le traitement médical et le traitement chirurgical. Le traitement de la tuberculose pulmonaire doit être tour à tour, selon les circonstances, médical ou chirurgical. L'apparition d'une récidive n'est pas une preuve contre tel ou tel traitement. Nous avons vu que, quel que soit le remède employé, elle est le plus souvent inévitable. C'est que, comme le remarque M. Masséi, la cause n'en est pas aux remèdes employés, mais à la maladie elle-même. La guérison peut être plus ou moins durable, et ceci encore ne dépend pas toujours de tel ou tel mode de traitement. L'état des poumons, l'état général du malade, les conditions hygiéniques dont il est entouré, sont autant de facteurs qui peuvent rendre inefficace le traitement le plus radical et assurer, au contraire, un succès à un traitement des plus palliatifs. Nous savons qu'en l'absence de toute médication, l'organisme peut reprendre, comme le dit M. Garel, ses droits, et triompher de l'infection. Il faut donc accorder une attention toute spéciale au traitement général.

Quant au traitement local, nous avons vu qu'on peut obtenir des succès avec les moyens les plus doux. Il faut toujours commencer par ceux-là, c'est-à-dire par le traitement médical, dont la base est formée par la médication antiseptique. Nous employons, comme nous l'avons déjà dit, la glycérine-phéniquée au $^1/_{10}$, $^1/_5$, $^1/_3$, suivant les cas. Ce moyen agit à la fois comme antiseptique et comme résolutif. Il possède, en outre, une action analgésique qui le rend très précieux dans les cas de dysphagie. Nous faisons les attouchements deux fois par semaine, rarement plus souvent. Sous l'influence de ce moyen, les ulcérations se détergent, se cicatrisent, les infiltrations diminuent, et souvent les excroissances papillaires disparaissent. Dans les cas moyens, on peut obtenir une grande amélioration, touchant à la guérison, au bout de trois ou quatre mois. Dans les cas d'ulcérations, nous faisons suivre ces attouchements d'une insufflation de poudre d'iodoforme mentholée et cocaïnée, dont voici la formule :

Menthol	1	gramme.
Acide borique............	5	—
Chlorhydrate de morphine..	50	centigrammes.
Chlorhydrate de cocaïne....	50	—
Iodoforme	5	grammes.

Cette poudre possède une odeur plutôt agréable. Dans les cas d'infiltration persistante, ne cédant pas à la glycérine phéniquée, on peut avoir recours à l'acide lactique, au galvanocautère, à l'électrolyse. L'acide lactique est toutefois contre-indiqué dans les cas de tuberculose aiguë miliaire.

Nous nous sommes bien trouvé, dans quelques cas, en mettant quelques pointes de feu à l'extérieur, tout en continuant le traitement précédent.

Si tous ces moyens restent sans résultat ou que l'état du malade, au lieu de s'améliorer, s'aggrave, on peut entreprendre le traitement chirurgical. Mais nous ne pratiquerons pas les incisions et scarifications profondes que nous considérons comme dangereuses, pour des raisons dont nous avons déjà parlé. Nous aurons recours à la curette et surtout à la pince coupante, surtout lorsqu'il s'agit de tumeurs et d'excroissances papillaires. Ces différents traitements devront toujours être faits après anesthésie de la muqueuse et ils seront suivis d'un attouchement plus ou moins énergique à la glycérine phéniquée au $1/5$ ou au $1/3$, suivant les cas.

Quant à la trachéotomie, nous sommes loin d'être convaincu de ses effets curatifs. Nous ne la pratiquerons donc que dans les cas de sténose déclarée, c'est-à-dire à la dernière extrémité, mais nous n'abandonnerons pas pour cela le traitement local. Nous donnerons plus loin les observations de deux malades atteints de tuberculose du larynx avec sténose de la trachée et chez lesquels la trachéotomie paraît avoir eu un effet curatif.

Mais ces cas sont trop isolés pour pouvoir servir d'argument en faveur de l'efficacité de la trachéotomie.

Nous allons, maintenant, exposer en quelques lignes la technique du traitement de la tuberculose laryngée telle qu'elle est suivie à la Clinique du Dr Moure.

VIII

Tout à fait au début de la tuberculose laryngée, alors que celle-ci n'en est encore qu'à la période catarrhale, c'est-à-dire douteuse, nous conseillons l'emploi de pulvérisations antiseptiques à l'acide borique et à l'acide phénique. Nous nous servons habituellement de la formule suivante :

Acide borique ou résorcine.	5 grammes.
Acide phénique	$0^{gr}60$ à 1 gramme.
Glycérine	50 grammes.
Eau de laurier-cerise.	50 —
Eau	450 —

En même temps, nous faisons des attouchements du larynx avec le chlorure de zinc au $^1/_{50}$, au $^1/_{30}$ ou au $^1/_{20}$.

S'il s'agit vraiment d'une simple laryngite catarrhale, elle ne tarde pas à s'améliorer sous l'influence de ce traitement. On surveille attentivement le larynx et l'effet produit par ces attouchements, pour les suspendre ou même les supprimer, s'ils irritaient trop la muqueuse.

Quelquefois, on voit la lésion aboutir à une affection tuberculeuse localisée à une des cordes vocales, sous forme de bourgeon ou de fongosité. Il s'agit alors d'une véritable infiltration bacillaire. Dans ce cas, il ne faut pas hésiter. Après avoir anesthésié le larynx à la cocaïne, on frotte énergiquement la fongosité ou le bourgeon avec un tampon d'ouate imprégné d'une solution de glycérine phéniquée au $^1/_{10}$, au $^1/_5$ ou même au $^1/_3$.

Cette forme, qu'il nous a été donné d'observer à la clinique du Dr Moure, présente quelquefois le trait d'union entre la première période, ou catarrhale, et la deuxième phase de la maladie.

Dans cette dernière, il faut distinguer deux formes : d'abord la forme inflammatoire, éréthique, et la forme lente. Dans la première, on n'usera de la glycérine phéniquée qu'avec précaution (solutions très faibles) ou on n'en usera pas du tout. On se bornera à un traitement antiphlogistique et révulsif : vésicatoires ou pointes de feu sur les côtés du larynx, inhalations et pulvérisations antiseptiques et calmantes, au besoin gargarismes émollients, repos absolu de l'organe.

C'est dans la forme lente de la deuxième période que la

glycérine phéniquée trouvera surtout son emploi. Nous nous servons, comme nous l'avons déjà dit, de trois solutions : au $^1/_{10}$, au $^1/_5$, au $^1/_3$. Nous n'appliquons pas indistinctement chacune de ces solutions à tous les malades. Nous tâtons le terrain autant que possible, en surveillant avec la plus grande attention l'effet produit par l'application précédente, pour savoir s'il faut continuer l'emploi de la même solution, la remplacer par une autre, plus forte ou plus faible. Il vaut toujours mieux commencer par la solution au $^1/_{10}$, quitte à l'abandonner si la réaction qu'elle produit est trop faible. Mais nous devons dire que, dans la plupart des cas, la solution au $^1/_{10}$ donne de très bons résultats. Les attouchements se font sous le miroir laryngoscopique et sont suivis chaque fois d'une insufflation de poudre d'iodoforme, dont nous avons donné la formule plus haut. Le traitement est répété dans presque tous les cas deux fois par semaine, rarement plus souvent. Il est utile de recommander aux malades de continuer chez eux les pulvérisations antiseptiques.

Lorsque le malade est arrivé à la troisième période, on ne pourra plus attendre grand'chose des attouchements à la glycérine phéniquée. Elle ne ferait, au contraire, qu'irriter le larynx. On se bornera surtout à un traitement symptomatique, consistant à calmer les douleurs. Dans ce but, on prescrira des pulvérisations avec :

Chlorhydrate de morphine	0^{gr}20 à 0^{gr}60.
Chlorhydrate de cocaïne	0^{gr}30 à 1 gramme.
Acide phénique.	1 à 2 grammes.
Antipyrine . . . . , .	4 grammes.
Glycérine pure . . . . }	
Eau de menthe. . . . . } àà	50 grammes.
Eau	300 à 400 grammes.

ou bien des attouchements faits cinq minutes avant le repas, avec un pinceau imbibé d'une solution morphinée ou cocaïnée :

Chlorhydrate de morphine. .	0^{gr}28 à 0^{gr}50.
Chlorhydrate de cocaïne . . .	0^{gr}50 à 1 ou 2 grammes.
Glycérine pure.	30 grammes.

On peut, au besoin, remplacer l'acide phénique par l'iodoforme ou le salol aux mêmes doses.

Nous ne parlerons pas ici des autres modes de traitement,
dont nous avons analysé la valeur plus haut. Le traitement
chirurgical, en particulier, ne sera indiqué que lorsque les
procédés que nous venons d'exposer auront échoué. Nous
avons dit quels étaient les procédés que nous repoussions et
ceux que nous admettions à la rigueur. C'est dans la forme
lente de la deuxième période que le traitement chirurgical
pourra trouver surtout une application utile. Et c'est précisément dans cette forme que la glycérine phéniquée nous a
donné les plus beaux résultats.

Pour conclure, disons une fois de plus que nous ne considérons nullement la glycérine phéniquée comme un moyen
spécifique de la tuberculose laryngée. Elle ne l'est ni plus ni
moins que l'acide lactique ou l'iodoforme. Mais nous avons
cru devoir la signaler, puisqu'elle a donné, à la Clinique
laryngologique de la Faculté de Bordeaux, où nous l'avons
vu souvent employer et où nous l'avons appliquée nous-même,
des résultats qui, certes, ne dépendent pas d'un simple
hasard. Ces résultats sont tout à fait comparables à ceux du
phéno-sulforiciné, si prôné durant ces dernières années, et
réellement efficace, en effet, mais plus difficile à préparer et
à se procurer que la glycérine phéniquée.

Voici, du reste, quelques faits qui viennent à l'appui de ce
que nous venons de dire :

OBSERVATION I. — Mme S..., trente-neuf ans, se présente à la
clinique du Dr Moure, le 13 août 1896, pour aphonie, douleurs
dysphagiques. A l'examen laryngoscopique on constate l'existence
d'une laryngite bacillaire : infiltration des replis ary-épiglottiques,
des bandes ventriculaires et de l'aryténoïde gauche. Les premiers
symptômes ont apparu il y a trois ans ; la dysphagie existe depuis
deux ans. La malade tousse et crache. Après un mois de traitement à la glycérine phéniquée, elle reste deux mois sans
revenir à la clinique. Lorsqu'elle s'est présentée de nouveau, au
mois d'octobre dernier, elle avait une poussée de tuberculose aiguë

du larynx : infiltration miliaire de toutes les parties, avec ulcération des cordes vocales. La dysphagie et l'aphonie sont très prononcées. On recommence le traitement au moyen de la glycérine phéniquée au $^1/_5$; les attouchements sont faits régulièrement deux fois par semaine et sont suivis chaque fois d'une insufflation de poudre d'iodoforme mentholée. Actuellement, la malade est encore aphone; mais la dysphagie a disparu. L'aryténoïde et la bande ventriculaire gauches sont encore un peu infiltrées, mais les cordes vocales, à part quelques légères ulcérations, sont en assez bon état. La malade tousse toujours, donc amélioration de l'état du larynx.

OBS. II. — Mme D..., trente-six ans, en traitement depuis le 3 août 1895, présentait au début des infiltrations diffuses avec ulcérations des cordes. Aphonie, phénomènes de sténose par infiltration sous-glottique. Très peu de lésions pulmonaires. Aspect robuste. Traitement à la glycérine phéniquée, continué deux fois par semaine pendant cinq mois. Le dernier attouchement a été pratiqué le 5 mars 1896. Nous avons revu la malade il y a quinze jours. La guérison se maintient. Le larynx présente un aspect presque normal. Il n'existe qu'un peu de rougeur des cordes vocales. La malade tousse un peu, mais en général l'état des poumons est satisfaisant.

OBS. III. — M. F..., trente-six ans, restaurateur, s'est présenté au commencement du mois de novembre dernier. A l'examen laryngoscopique on constata une cordite inférieure gauche, de nature probablement bacillaire. Mais c'est encore l'état catarrhal qui domine. Premier attouchement au chlorure de zinc au $^1/_{50}$. A la consultation suivante, on constate que l'érosion de la corde vocale gauche a disparu, mais la corde elle-même est rouge, tuméfiée, presque fongueuse. Attouchement énergique à la glycérine phéniquée au $^1/_5$, après cocaïnisation préalable. On revoit le malade il y a quelques jours, la tuméfaction en masse de la corde gauche a disparu, la lésion tend à se localiser en un seul point : on constate, en effet, au milieu de la corde vocale gauche, une petite fongosité qui ne tardera pas à céder à deux ou trois nouveaux attouchements. L'état général du malade paraît bon, il prétend ne jamais tousser.

OBS. IV. — M. O..., trente-et-un ans, peintre. Le malade se présente le 18 juin 1896, avec une laryngite bacillaire à la période catarrhale. Il est aphone depuis un an, tousse et crache depuis plus d'un an. Pas d'antécédents héréditaires au point de vue de la tuberculose. On prescrit des pulvérisations phéniquées. Le malade ne s'est présenté à la consultation que deux fois seulement. Pour tout traitement on s'est borné à lui faire une insufflation de poudre d'alun.

Aujourd'hui, le malade tousse et crache beaucoup, comme auparavant. Le larynx est en très bon état; il n'existe qu'une petite excoriation, avec rougeur légère de la corde vocale droite. On se borne à lui recommander de continuer les mêmes pulvérisations, en remplaçant seulement l'acide borique par la résorcine.

Nous avons cité ce cas, comme exemple de ce qu'on peut obtenir dans la tuberculose du larynx surprise au début et avec un traitement quasi palliatif.

Obs. V. — Mme B..., vingt-huit ans, se présente pour la première fois le 18 avril 1895. Ulcération de la corde vocale gauche; état papillaire de la région inter-aryténoïdienne. Du 18 avril au 20 mai, attouchements réguliers à la glycérine phéniquée, au $^1/_{10}$ d'abord, puis au $^1/_5$ et ensuite au $^1/_3$. La malade commençait à aller très bien. La région postérieure s'est considérablement nettoyée. On continue les attouchements. Nous avons revu la malade il y a un mois environ. A part une légère modification de la voix, elle peut être considérée comme complètement guérie. Il existe une légère rougeur des cordes avec un peu d'épaississement de la région postérieure.

Obs. VI. — E. P..., dix-neuf ans, lithographe. Laryngite bacillaire à la période catarrhale. Premier attouchement à la glycérine phéniquée le 29 juillet 1895. Le 5 août, la rougeur des cordes vocales avait disparu. Trois autres attouchements avec la solution au $^1/_{10}$. Le malade part guéri.

Obs. VII. — C..., vingt-neuf ans, employé de commerce. Laryngite bacillaire : infiltration des bandes ventriculaires et des deux aryténoïdes, ulcérations aux deux cordes vocales. Etat général très mauvais. Les attouchements à la glycérine phéniquée tantôt au $^1/_5$, tantôt au $^1/_3$, attouchements précédés une fois d'un raclage des fongosités de la corde vocale gauche, contribuent au moins à rendre au malade la vie supportable. Le traitement a été continué du mois de juillet au mois de décembre. A cette époque, l'état général du malade s'aggrave, et il se produit en même temps une poussée ulcéreuse aiguë sur le larynx et les amygdales. Le malade entre dans la dernière période. On se voit obligé d'abandonner le traitement à la glycérine phéniquée.

Nous pourrions multiplier nos exemples. Il ressort de toutes nos observations que chaque fois que les lésions pul-

monaires n'étaient pas trop avancées et que l'état général du
malade restait satisfaisant, le traitement à la glycérine phéniquée donnait de très bons résultats.

Nous allons rapporter maintenant deux observations où il
semble que ce soit la trachéotomie qui ait contribué pour
une certaine part à la guérison de la tuberculose laryngée.

Obs. VIII. — L. C..., cinquante-trois ans, est amené, le 31 juillet
1894, à l'hôpital Saint-André, en état d'asphyxie. On pratique la
trachéotomie d'urgence. Le malade était aphone depuis deux mois.
N'a jamais souffert de douleurs dysphagiques. Poumons sains. A
l'examen laryngoscopique, on constate une paralysie des dilata-
teurs, de sorte que l'espace sous-glottique échappait à l'inspection.
M. Moure supposa qu'il s'agissait d'une paralysie par névrite péri-
phérique. En pratiquant l'inspection par la plaie trachéale, on
trouve l'espace sous-glottique, la région postérieure du larynx
remplies de fongosités. Le tubage entrepris après la trachéotomie
reste sans résultat; on est obligé de laisser la canule en place.
Sous l'influence du tubage, le bourgeonnement est devenu même
plus considérable. Ablation opératoire d'une partie des fongosités.
L'examen histologique d'une fongosité retirée du larynx a été pratiqué par M. le Dr Brindel, au Laboratoire d'anatomie pathologique
de la Faculté. *Il a décelé la présence de tissu nettement tuberculeux
avec cellules géantes assez nombreuses et bacilles de Koch en petit
nombre.* Les coupes ont été présentées à la Société d'anatomie et
de physiologie de Bordeaux.

On commence à faire des attouchements à la glycérine phéniquée.
Chaque attouchement est suivi d'un spasme qui dure quelques ins-
tants. Pas de curettage. Le malade garde la canule pendant près
d'un an. On supprime ensuite la canule et l'on cautérise les bords
de la plaie trachéale. On continue le traitement à la glycérine phéniquée pendant six à huit mois encore.

Le malade est revu le 10 décembre 1896. Il est complètement
guéri. On voit très bien les cicatrices trachéales consécutives aux
interventions antérieures. Poumons toujours sains.

Obs. IX. — Mlle B..., seize ans. Lupus de l'épiglotte, des cordes
vocales et de la région inter-aryténoïdienne. Premier attouchement
à la glycérine phéniquée au $1/10$ fait le 20 juillet 1895.

Le 25 juillet, attouchement au $1/8$.

Le 29 juillet, attouchement au $1/8$.

Le 1er août, attouchement au $^1/_3$. Ce jour-là, on constate une amélioration notable, les bourgeons ont disparu sur la base de la langue et en partie sur l'épiglotte et les replis.

Le 12 août, nouvel attouchement avec la solution au $^1/_3$. Depuis lors, la malade revient très irrégulièrement. Au mois d'octobre elle est prise d'une sténose laryngée qui nécessite la trachéotomie. L'amélioration de l'état du larynx devient rapide. Quelques mois après, la malade a accouché à la clinique obstétricale de l'hôpital Saint-André. Elle est sortie de l'hôpital Saint-André en assez bon état, et depuis elle a été perdue de vue.

Nous avons cité plus haut le cas d'un douanier atteint d'infiltration sous-glottique avec sténose laryngée. Nous avons dit que les attouchements à la glycérine phéniquée lui procuraient un soulagement, quoique passager.

Il y a huit jours, le malade se présente à la consultation, disant qu'il ne pouvait plus respirer du tout. On l'engage à entrer à l'hôpital pour subir la trachéotomie, dont on lui fait comprendre la nécessité. Le malade s'en va, disant qu'il réfléchirait, et le lendemain on apprend qu'il est mort d'hémoptysie deux heures après son entrée à l'hôpital. Nous citons ici ce fait pour faire voir les dangers auxquels on s'expose dans des cas pareils. Le malade aurait pu tout aussi bien mourir pendant un attouchement ou dans le cours même de la trachéotomie. La plus grande prudence est donc recommandée, lorsqu'on se trouve en présence d'une sténose laryngée. Il faut s'assurer chaque fois avec soin de l'état du larynx et n'entreprendre le traitement qu'après s'être bien rendu compte des modifications survenues dans l'état de l'organe atteint.

INDEX BIBLIOGRAPHIQUE

Betz. — Trachéotomie dans la phtisie laryngée, etc. (Sixty Congress of German Physicians and Naturalists held at Heidelberg, 17-23 sept. 1889).

Bond. — Un cas de laryngite tuberculeuse avec thyrotomie (Soc. de laryngologie de Londres, 13 mai 1896).

Browne. — Sur les indications et les limites du traitement topique de la phtisie laryngée (*Journ. of laryngol.*, n° 4, 1894).

Bryson Delavan. — Traitement de la laryngite tuberculeuse (*Med. Record*, 15 nov. 1890).

Capart. — Du traitement chirurgical de la tuberculose laryngée (Comptes rendus de la Société belge d'otologie et de laryngologie, *in Rev. de laryngol.*, 1ᵉʳ sept. 1894).

Fournier. — Notes sur le traitement médical de la laryngite tuberculeuse (Thèse de Paris, 1886).

Garel. — Du traitement de la tuberculose laryngée (Société française d'otologie et de laryngologie, 12-15 mai 1893).

Gouguenheim. — Des sténoses du larynx chez les tuberculeux (*Union méd.*, 17 mars 1892).

Gouguenheim. — Traitement chirurgical de la phtisie laryngée (*Rev. de laryngol.*, mai 1894).

Hajek. — Du traitement local de la tuberculose du larynx (*Centralbl. für die gesammte Therapie*, février 1894).

Heryng. — De la curabilité de la phtisie du larynx et son traitement chirurgical (Paris et Bruxelles, 1888).

Heryng. — Résultats du traitement chirurgical de la phtisie laryngée basés sur 252 cas (*Journ. of laryngol.*, avril 1894).

Kraus. — Des rétrécissements tuberculeux du larynx et de leur traitement (Thèse de Paris, 1892).

Krause. — Résultats du nouveau traitement de la tuberculose laryngée (Congress für innere Medicin, 12 avril 1889).

Kuttner. — Ce que vaut le traitement local dans la phtisie laryngée (*Berlin. klin. Wochens.*, n° 3, 1896).

Lennox-Browne. — Vues récentes sur la pathologie et le traitement de la tuberculose de la gorge et du larynx (*New-York med. Journ.*, 1ᵉʳ oct. 1887).

Lohoff. — De la trachéotomie dans la tuberculose laryngée (Thèse de Würzbourg, 1894).

Luc. — Du traitement chirurgical de la tuberculose du larynx (Dixième Congrès international des sciences médicales, *in Bull. méd.*, 20 août 1890).

Mackenzie. — Du traitement chirurgical de la tuberculose laryngée (*Med. Record*, 7 déc. 1893).

Massei. — Du traitement local de la tuberculose laryngée (*Archiv. ital. laringol.*, 15 juillet 1886).

Moure. — Leçons sur les maladies du larynx (Paris, 1893).

Percy Kidd. — Sur une forme particulière de tuberculose du larynx avec paralysie des abducteurs (*British med. Journ.*, 29 mars 1890).

Percy Kidd. — Tuberculose du larynx simulant une paralysie des abducteurs (*Lancet*, 26 janv. 1889).

Réthi. — Remarques sur le traitement chirurgical de la tuberculose du larynx (*Wiener klin. Wochens.*, n° 42, 1895).

Robertson. — Tumeur tuberculeuse du larynx. Trachéotomie. Guérison (*British med. Journ.*, 16 nov. 1889).

Scheinmann. — Du traitement local de la phtisie du larynx (*Berlin. klin. Wochens.*, 24 nov. 1890).

Schmidt. — De la trachéotomie dans la tuberculose du larynx (*Deuts. med. Wochens.*, n° 43, 1887).

Schmidt. — Die Krankheiten der oberen Lufturege, 1894.

Seifert. — De la trachéotomie dans la phtisie laryngée (*Kreisversammlung der Aerzte in Würzburg*, 14 juillet 1888).

Sokolowski. — Guérison et traitement local de la phtisie laryngée (*Wiener klin. Wochens.*, n° 4, 1889).

Simanowsky. — De la valeur thérapeutique du para et orthochloro-phénol dans les affections tuberculeuses et autres des voies respiratoires supérieures (*Medizin. Obozrénié*, 1894).

Spengler. — Parachlorophénol comme curatif local dans les affections tuberculeuses du larynx et comme désinfectant des crachats phtisiques (*Arch. des sciences biol. de Saint-Pétersbourg*, IV, 1).

Stein. — De la trachéotomie dans la tuberculose laryngée (Thèse de Berlin, 1892).

Stoerk. — Rapport sur le traitement chirurgical de la tuberculose laryngée (*Wiener med. Wochens.*, n° 3, 1892).

Thompson. — Monochlorophénol dans les laryngites tuberculeuses (*Amer. med. surg. Bull.*, 15 janv. 1895).

Wyss. — Des divers traitements de la tuberculose du larynx (*London med. Record*, 15 déc. 1883).

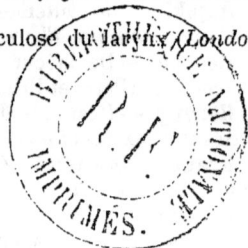